LE
SÉMINAIRE D'ISSY

(Ancien château de Marguerite de Valois).

NOTRE-DAME DE LORETTE

ET SUBSIDIAIREMENT LE CHATEAU DE M. LE VICOMTE DE L'ESPINE,
LA MAISON DE CAMPAGNE DES DAMES DITES DES OISEAUX,
L'ÉCOLE D'HORTICULTURE FONDÉE PAR MONSEIGNEUR
DE BERVANGER POUR L'ÉTABLISSEMENT
DE SAINT-NICOLAS, ETC.

PAR

CH. GRANDIDIER.

———

PRIX : **25** CENTIMES.

———

PARIS

CHEZ L'AUTEUR,

89, RUE NOTRE-DAME-DES-CHAMPS.

1853

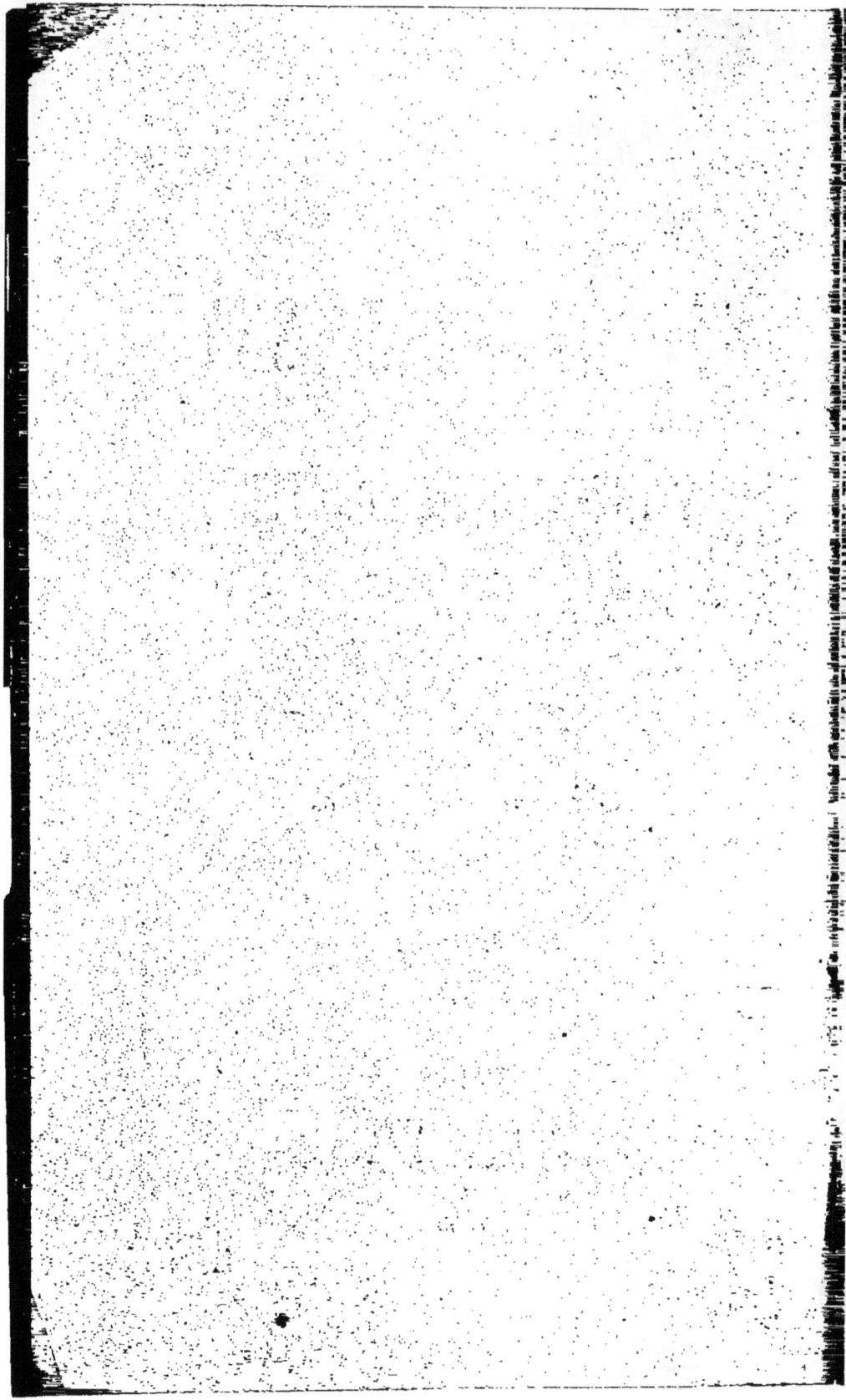

LE

SÉMINAIRE D'ISSY

ET

NOTRE-DAME DE LORETTE.

I

Issy dans l'antiquité et sous les Druides. — Fondation de l'abbaye Saint-Germain-des-Prés. — Séjour de Childebert, de Charles le Simple et de Marguerite de Valois. — Vers de Bouteroue sur Issy et sur la maison de Marguerite, aujourd'hui le séminaire.

Aussitôt après la chute du premier homme, Dieu, tempérant la rigueur du châtiment par les douceurs de l'espérance, avait prédit qu'une femme écraserait la tête de l'esprit tentateur. Dès lors, les générations se nourrirent de cette consolante idée; les prophètes l'entretinrent par leurs mystiques révélations; et Dieu permit que l'antiquité païenne elle-même rendît un culte involontaire à celle qui devait un jour renverser ses autels. Les Egyptiens adorèrent la virginité maternelle d'Isis, et dans les sombres forêts de la Gaule et de la Germanie, les Druides élevèrent des temples à la vierge qui devait enfanter : *Virgini parituræ Druides.*

Quand la réalité du souvenir eut remplacé le culte de l'attente et de l'espérance; quand, après la mort de Marie, fut inauguré ce culte admirable qui devait traverser tous les siècles en les illuminant de sa splendeur, les zélés missionnaires, que les apôtres et leurs successeurs envoyèrent à la conquête du monde, se gardèrent bien de négliger ces croyances, tout imparfaites qu'elles fussent, et ce culte instinctif et si profondément populaire. Au lieu d'en renverser les monuments, ils les sanctifièrent en leur imprimant le cachet de leur foi : dans leur intelligente piété, ils s'établirent de préférence aux lieux où le paganisme avait élevé ses autels; et c'est ainsi que les populations passèrent insensiblement d'un culte à un autre, tout en conservant les monuments, les mœurs et les usages auxquels ils étaient depuis si longtemps attachés.

Je ne sais s'il en existe une preuve plus étonnante que ce village d'Issy aux portes mêmes de Paris. Au rapport des historiens, Issy doit son nom à la déesse Isis (1), la mère des Dieux, d'après les traditions mythologiques, qui y était particulièrement honorée. Dubreuil, dans ses *Antiquités de Paris*, témoigne avoir vu les restes d'un édifice élevé par les prêtres de ce culte qui y avaient un collége. Issy est donc un berceau religieux ; et par une divine et secrète disposition de la Providence, nous verrons ce même domaine revenant, à travers toutes les révolutions, à sa vocation primitive. L'ancien collége des prêtres d'Isis est aujourd'hui un séminaire de prêtres de Jésus-Christ ; mais n'anticipons point sur les événements.

(1) Quelques écrivains ont voulu tirer le nom de ce village du mot *ici*, comme si l'on disait : c'est ici qu'il faut vivre, ici qu'il faut mourir ! Issy est le lieu par excellence.

Après l'invasion des hordes germaniques, Issy, qui appartenait aux Druides, était tombé au pouvoir des rois Francs. Saint-Germain, évêque de Paris, jaloux d'assurer à son église ce lieu si longtemps consacré au culte d'une fausse divinité, l'obtint de la munificence de Childebert : *Cedimus nos fiscum Issiacum largitatis nostræ*, dit la Charte royale ; et le 23 décembre 558, le jour même de la mort de ce prince, il y établit, sous l'invocation de saint Vincent de la sainte Croix, le célèbre monastère qui s'appela dans la suite, du nom de son fondateur, l'abbaye Saint-Germain-des-Prés.

La charte du roi portait donation du fief d'Issy avec ses appartenances et dépendances, et tout ce qu'on y voyait, comme manoirs, habitants, champs, terrains, vignes, forêts, prés et serfs. Le siège de la seigneurie était établi dans un vaste bâtiment appelé le château, qui avait servi de résidence à Childebert et qui fut habité plus tard par Charles le Simple (1). C'était, dit-on, la maison même des Druides, située en face du temple d'Isis, temple qui fut ensuite démoli et dont les matériaux se retrouvent encore, après plusieurs constructions successives, dans l'église actuelle, comme il est facile de le reconnaître aux assises de pierre qui appartiennent à des époques très-diverses.

(1) Il reste une Charte que Charles le Simple fit expédier d'Issy l'an 907, qui porte *Acta in villa Issiaco*.

(L'abbé LEBOEUF.)

Il ne reste plus aujourd'hui de cet antique monument que la tour carrée qui servait de prison : elle est située à l'angle des rues de Chevreuse et des Noyers, et occupée par un fermier. Les réparations successives lui ont fait perdre tout caractère ; et comme elle n'offre plus qu'un très-médiocre intérêt, même au point de vue archéologique, nous allons la laisser pour nous occuper d'un édifice bien moins ancien, mais qui, à d'autres titres, mérite de fixer notre attention (1).

Cet édifice, élevé sur des terrains cédés par l'abbaye vers la fin du xve siècle, fut vendu en 1606 par l'orfèvre du roi, Jean de la Haie, à la reine Marguerite de Valois, première femme de Henri IV. Cette princesse, obligée de sortir de Paris pour fuir la contagion qui avait emporté plusieurs de ses offi-

---

(1) « Mais ce qui mérite davantage de fixer notre attention, dit un des historiens d'Issy, c'est que très-fréquemment on découvre des pierres tumulaires et des ossements humains dans diverses parties de la ferme seigneuriale. »

Il n'y a pas longtemps encore, on pouvait voir dans la cour voisine un magnifique cercueil de pierre : c'était peut-être celui du comte de Leudaste qui, au rapport de Grégoire de Tours, étant tombé dans la disgrâce de Frédégonde, fut conduit par son ordre (*ad villam fiscalem*) à une terre fiscale que l'abbé Lebœuf déclare être la terre d'Issy. La gangrène s'étant mise à la plaie qu'il s'était faite en passant le pont de Paris, la reine

ciers, se retira pour quelque temps à Issy (1). Avec
cet art admirable que possèdent certaines femmes
d'embellir tout ce qui les entoure, Marguerite eut
bientôt fait, de l'obscure habitation qu'elle avait
achetée pour sa retraite, un château royal. Comme
elle avait toujours protégé les arts et les lettres (2),
elle n'eut pas de peine à attirer dans sa nouvelle résidence les artistes les plus distingués et tous les
beaux esprits de son temps. En quelques mois, on eut
dessiné un parc, rempli les allées de statues et cou-
vert les murailles de fresques éblouissantes. Il n'en
fallut pas tant pour exercer la muse louangeuse des
poëtes qu'elle enchaînait à sa suite, et nous avons
les œuvres de deux d'entre eux. Daniel Périer

ordonna qu'on achevât de le tuer en le laissant tomber
par terre, et qu'ensuite on lui cassât la tête à coups de
levier. « Il n'y a guère que dans ces siècles reculés que
l'on fabriquait des tombeaux si immenses : on les trouvait tout taillés par les ouvriers proche les carrières, et
il est à croire que les officiers de ce seigneur cachèrent
son corps en ce lieu, où l'on ne voit point que d'autres
aient été inhumés, car en ces siècles les criminels d'État
n'étaient point inhumés dans les cimetières avec le reste
des fidèles. »

(1) La rue située en face du séminaire, et ouverte par
elle, a conservé le nom de rue Réginale ou de la Reine.

(2) Son esprit n'avait pas moins d'ornements que
sa figure. Marguerite était la princesse de France qui
fût la mieux disante et qui eût le plus bel air à parler.

et Michel Bouteroue ont chanté, le premier en vers latins, le second en vers français le petit Olympe d'Issy. Après avoir rappelé le souvenir d'Isis, Daniel Périer, avant d'aborder la description de la maison de Marguerite, parle de la situation du village, de la bonté du terrain, etc. A l'entendre, c'est une seconde Égypte dont la Seine est le Nil. Il vante surtout le vin d'Issy, dont il dit :

An celsos qui vina ferunt fortissima colles
Nobile queis Rhodium cedat, nigrumque Falernum?

« L'expression est un peu forte, dit à ce sujet fort naïvement l'abbé Lebœuf, mais elle est pardonnable dans la poésie. »

Elle répondit, sans hésiter et sans s'aider d'aucun truchement, à une harangue en latin de l'évêque de Cracovie, qui était un savant prélat. Tous les assistants entrèrent en si grande admiration, que d'une voix ils l'appelèrent la seconde Minerve. Cette bouche d'or laissait tomber quantité de beaux mots que les historiens déclarent avoir été vraies perles fines du langage et qu'ils regrettent de ne pouvoir enchâsser dans leurs écrits. Ses lettres, les mieux écrites et les mieux couchées qu'on ait vues, semblaient des modèles de style. « Il n'y a nul qui les lisant, dit Brantôme, ne se mocque du pauvre Cicéron avec les siennes familières. » Une telle princesse ne pouvait manquer de plaire aux écrivains et aux poëtes...

Voici les vers de Bouteroue :

Je veux d'un excellent ouvrage,
Dedans un portrait raccourci,
Représenter le paysage
Du petit olympe d'Issy ;
Pourvu que la grande princesse,
La perle et fleur de l'univers,
A qui cet ouvrage s'adresse,
Veuille favoriser mes vers.

Que l'ancienne poésie
Ne vante plus en ses écrits
Les lauriers du Daphné d'Asie
Et les beaux jardins de Cypris :
Les promenoirs et le bocage
Du Tempé frais et ombragé
Qui parut lorsqu'un marécage
En la mer se fut déchargé.
Qu'on ne vante plus la Touraine
Pour son air doux et gracieux,
N'y Chénonceaux, qui d'une reine
Fut le jardin délicieux,
N'y le Tivoly magnifique
Où d'un artifice nouveau
Se fait une douce musique
Des accords du vent et de l'eau.

Issy de beauté les surpasse.
Les beaux jardins et prés herbus,
Dignes d'être, au lieu du Parnasse,
Le séjour des sœurs de Phébus,
Mainte belle source ondoyante,

Découlant de cent lieux divers,
Maintient la terre verdoyante
Et ses arbrisseaux toujours verts.

Ainsi qu'une demi-couronne
Ou qu'un renouvelé croissant
Le mont de ses flancs environne
La plaine au milieu s'unissant.
D'un côté le fleuve de Seine,
Roi des rivières et des eaux,
Borde les champs de cette plaine
De prés, de saule et de roseaux,
Et fait des îles séparées
Où les Naïades bien souvent
Vont peigner leurs tresses dorées
A l'abri du chaud et du vent.

Meudon d'une belle apparence
Paraît sur les coteaux voisins,
Et Saint-Cloud montre l'abondance
Et la beauté de ses raisins.
L'un porte au-dessus de sa tête
D'un château les superbes tours,
Et l'autre de son pont arreste
De Seine le plus viste cours.

D'autre bout la plaine est fermée
De ce bel œil de l'univers,
Paris, ville tant renommée,
Petit monde en peuples divers.
Quand l'un de l'autre se découvre
De loin en son plan raccourci,
Paris ne semble être qu'un Louvre,

Qu'un jardin, la plaine d'Issy.

Mes entreprises seront vaines
Si je veux peindre en ce tableau
Tous les jardins et les fontaines
Qui font ce village si beau ;
Je pourrais aussitôt décrire
Tous les flambeaux du firmament.
Donc, pour le sujet de ma lyre,
J'en choisirai deux seulement :

Les deux jardins choisis par le poëte appartenaient à la reine. Le premier acheté plus tard par Mme la princesse de Conty, qui y donna des fêtes magnifiques (1), appartient aujourd'hui à M. le vicomte de l'Épine. Le second, auquel nous nous

(1) Un journaliste de l'époque parle ainsi d'une de ces fêtes à laquelle il avait assisté. « J'ai la mémoire encore toute récente de ce que j'ai lu des festins d'Apicius et de Lucullus ; mais je ne trouve point dans la liste des grands cuisiniers de l'ancien temps, d'homme qui ait excellé dans cet art, comme le savant Borniche, contrôleur de la bouche de madame la princesse de Conty; il fit servir ce soir-là (29 juillet 1716), à Madame duchesse de Berry, le plus splendide et le plus délicat repas qu'on puisse imaginer.

« Je peux vous en parler en témoin oculaire ; j'ajouterais même à cela quelque chose de plus naturel, s'il convenait à Mercure de vous avouer qu'il se dépouilla à bon escient de la gravité de son caractère, pour donner en désespéré sur les débris de ce vaste souper. »

proposons de nous arrêter spécialement, n'est autre
que celui du séminaire. Il est facile de le reconnaître dans la description que le poëte nous en a
laissée.

Va, Muse, au milieu du village,
Où, d'une royale splendeur,
Un palais d'excellent ouvrage
Lève sa superbe grandeur :
C'est la maison de Marguerite
Qui, des rois ses prédécesseurs,
Les vertus royales imite,
Chérissant Phébus et ses sœurs.

Vois dans sa cour une fontaine
Jetant l'eau de divers tuyaux,
Qui, d'une mesure certaine,
Fait un murmure de ses eaux.
Le doux son de cette cadence
Est un langage qui nous dit :
Que les vertus et la science
Dans ce palais sont en crédit.

Vois son jardin où la nature
Et l'artifice ont façonné
L'alignement et quadrature
D'un parterre bien ordonné,
Qui ses compartiments varie
De figures, plantes et fleurs,
Comme un tapis de broderie
Enrichi d'or et de couleurs.

Une autre fontaine eslevée

Jette l'eau de divers endroits ;
La terre en étant abreuvée
Fait croître ses arbres plus droits.
Les palissades bien taillées
Avec le tranchant des ciseaux,
Croissent plus haut étant mouillées
De la fraîche humeur de ces eaux.

Puis on entre dans son bocage
Des dryades le beau séjour,
Qui, l'été, d'un épais ombrage
Chasse la chaleur et le jour.
Ses rameaux, verts de leur nature,
Se sont l'un sur l'autre plissés,
Et d'une excellente peinture
Ses murs se voient tapissés.

Par un double escalier de pierre
On descend dans un lieu voûté,
Qui traverse par-dessous terre
Au verger de l'autre côté.
Sortant de cette grotte ronde
Par un degré plus spacieux,
On pense voir un autre monde,
D'autres terres et d'autres cieux.

C'est un parc de longue étendue
Où mille et mille arbres croissants,
Plantés à la ligne tendue,
Font des promenoirs en tous sens :
C'est Pomone, la jardinière,
Qui ce beau verger a construit
Pour lui servir de pépinière
De toutes sortes de bons fruits.

Au lieu que leurs branches fleuries
Portent des boutons au printemps,
Autant de belles pierreries
Y puissent reluire en tout temps ;
Et de ces plantes précieuses
Mydas soit jardinier, afin
Que ses mains artificieuses
Les changent toutes en or fin.

Ou plutôt que leurs feuilles vertes,
D'un plus précieux changement,
Soient autant de langues disertes
Qui puissent dire dignement
Les louanges de Marguerite,
Rejeton royal des Valois,
Qui plus pour ses vertus mérite,
Que pour être fille de rois.

Issy, jadis, eut pour son maître
Childebert, le fils de Clovis ;
Maintenant, il se vante d'être
A la fille de saint Louis.
Plus grande est sa gloire dernière,
D'autant que l'estoc de nos rois
Surpasse la race première
En mœurs, en armes et en lois.

Donc, Issy, ce beau paysage
Et ces jardins que je décris
Par-dessus tout autre village,
Te donnent l'honneur et le prix.
Une preuve de ton mérite,
C'est que, pour son lieu de plaisir,
La grande reine Marguerite
Entre tous t'a voulu choisir.

Marguerite de Valois étant morte, cette maison passa à Louis XIII, encore dauphin, qui la fit vendre. Elle changea plusieurs fois de propriétaire, jusqu'à ce qu'en 1655, l'abbé de Sèves, qui avait une vénération particulière pour M. Olier, fondateur de la compagnie de Saint-Sulpice, et avait eu le bonheur de l'y recevoir quelquefois, la laissa en mourant à cette communauté : les bâtiments en étaient alors peu considérables.

Enfin, cette même propriété qui avait été témoin des promenades de Marguerite et des délassements enfantins de Louis XIII, était réservée à un autre genre d'illustration. Le cardinal de Fleury, premier ministre de Louis XV, désira y finir ses jours dans la retraite, au milieu des séminaristes. « Monseigneur fera donc bâtir, lui dit le supérieur, car « nous n'avons pas de place pour loger une sei- « gneurie comme la sienne ? » Le cardinal fit en effet bâtir l'aile gauche. Comme il y était malade, les autres ministres y venaient régulièrement pour prendre ses ordres. Le cardinal Crescenci le visita dans sa maladie et lui donna la bénédiction apostolique. Le roi y vint aussi trois fois. La reine et le dauphin l'honorèrent également de leurs visites, et ce fut là que mourut ce ministre, le 29 janvier 1743, dans la chambre qu'occupe aujourd'hui le supérieur général de Saint-Sulpice, lorsqu'il est à Issy.

II.

Le séminaire d'Issy. — Lettres du P. Lacordaire. — Noviciat de la Compagnie de Saint-Sulpice. — Les Sulpiciens.

———

Aujourd'hui on ne voit plus sur la route d'Issy ni roi, ni reine, ni prince ; je me trompe, on voit plus que des rois, plus que des princes, car elle est sans cesse parcourue par de jeunes lévites qui porteront un jour cette couronne de la dignité sacerdotale, la plus belle que Dieu ait jamais déposée sur un front humain, dignité qui renferme, non–seulement aux yeux de la Foi, mais aux yeux mêmes de la raison, toutes les gloires, toutes les supériorités, la gloire de la science et du génie ; car l'histoire prouve que partout le sacerdoce a dominé quand il n'a pas fait son siècle : la gloire du guerrier, car il n'a jamais reculé devant ses ennemis ; la gloire du roi et du conquérant, car il règne sur les esprits, sur les intelligences et sur les cœurs, et son empire s'étend sur le monde entier. Enfin, et par-dessus tout, la gloire qui explique toutes les autres, la gloire du sacrifice et du dévouement.

En effet, depuis cette époque, le château d'Issy a toujours servi de maison de campagne au grand séminaire de Saint-Sulpice de Paris, et de retraite aux prêtres âgés et infirmes de la compagnie. On y a également établi le cours de philosophie qui sert de préparation à l'étude de la théologie, et c'est là que le R. P. Lacordaire, l'illustre dominicain, alors Henri Lacordaire, passa sa vingt-troisième année. C'est de ce séjour tranquille qu'il écrivait : « Que fais-je dans ma solitude ? Je me livre à des études et à des méditations que j'ai toujours aimées... Mon esprit est comme un champ qui se repose et qui se nourrit des rosées du Ciel. »

C'est d'une de ces fenêtres qu'il s'amusait à suivre les progrès des fleurs et des fruits, à voir « les cerises montrant leurs têtes rouges à travers la verdure de leurs feuilles. »

Dans l'abandon d'une correspondance intime, il raconte lui-même combien il se plaisait aux plus humbles légumes du jardin :

« J'aime surtout le potager, écrivait-il, et la vue d'une simple laitue est pour moi un grand plaisir. Je les vois toutes petites, rangées en quinconce d'une manière agréable à l'œil. Elles croissent : on rapproche leurs feuilles larges et vertes en les liant avec quelques brins de paille ; elles jaunissent, et quelques jours après, il n'y a plus pour elles ni rosée, ni nuit, ni soleil... — Mon père aimait beaucoup les jardins, et c'est lui qui m'a transmis ce goût (1). »

---

(1) Ces citations sont empruntées à l'élégante Biographie de M. Lorain.

Je ne sais si on peut lire quelque chose de plus
gracieux, mais que dire des lignes qui suivent :

« Au collége, on est encore trop enfant, on ne
connaît pas assez le prix des hommes et des choses;
on manque de trop d'idées pour savoir se choisir et
s'attacher des amis par des liens puissants. Les rap-
ports élevés de l'amitié échappent à des âmes si
faibles, à des intelligences si neuves. Ensuite, dans
le monde, on n'est plus à même de se créer des
liaisons bien solides, soit que les hommes ne vivent
plus alors si rapprochés, soit que l'intérêt et l'amour-
propre se glissent jusque dans les unions qui semblent les plus pures, soit que le cœur soit moins à
l'aise au milieu du bruit et de l'activité sociale. L'a-
mitié a plus de prise au milieu de quarante jeunes
gens qui se voient sans cesse, qui se touchent par
tous les points, qui sont presque tous comme des
fleurs choisies et transportées dans la solitude. Je
me plais à me faire aimer, à conserver dans un séminaire quelque chose de l'aménité du monde,
quelques grâces dérobées au siècle. Plus simple,
plus communicatif, plus affable que je n'étais, libre
de cette ambition de briller qui me possédait peut-
être, peu embarrassé de mon avenir, dont je me
contente, quel qu'il soit, faisant des rêves de pau-
vreté comme autrefois des rêves de fortune, je vis
doucement avec mes confrères et avec moi-
même (1). »

(1) Il n'est peut-être pas sans intérêt de savoir com-

Comme les édifices ont aussi leurs révolutions, il ne reste plus rien aujourd'hui qui rappelle le séjour de Marguerite, si ce n'est quelques peintures à demi-effacées dans l'escalier, et une pièce qui sert de sacristie, et dont le plafond à solives saillantes est peint dans le goût de l'époque, bien que les monogrammes des possesseurs, qu'on peut facilement distinguer, semblent attester une origine moins éloignée.

A côté du séminaire, se trouve le noviciat de la compagnie de Saint-Sulpice, car il ne faut pas confondre, comme on le fait trop souvent dans le monde,

ment, vingt ans plus tard, le P. Lacordaire parlait à Notre-Dame de la conduite de l'Église dans l'enseignement de la jeunesse cléricale :

« L'Église prend par les cheveux la jeunesse toute
« vive, dévouée par son cœur, séduite par son imagina-
« tion ; elle la purifie dans la prière et la pénitence,
« l'élève par la méditation, l'assouplit par l'obéissance,
« la transfigure par l'humilité...., et, le jour venu, elle
« la jette par terre dans ses basiliques, elle verse sur elle
« une parole et une goutte d'huile ; la voilà chaste !
« Ils iront, ces jeunes gens, ils iront par toute la terre,
« sous la garde de leur vertu ; ils pénétreront dans le
« sanctuaire des sanctue·.es, celui de l'âme, ils écoute-
« ront des confidences terribles ; ils verront tout, ils
« sauront tout ; mille tempêtes, en vingt siècles, pas-
« seront sur leur cœur ; le cœur restera de feu par la
« charité, de granit par la chasteté, et c'est à ce signe,
« surtout, que les peuples reconnaîtront le prêtre. »

les séminaristes avec ceux qui les élèvent. Saint-Sulpice est une société de prêtres fondée au milieu du xviie siècle par M. Olier, qui, gémissant du malheureux état où se trouvait l'Église de France, faute de pasteurs formés à la véritable vertu sacerdotale, résolut de consacrer sa fortune et sa vie à cette grande œuvre. Abandonnant toutes les espérances du siècle, il jeta, de concert avec quelques saints prêtres, les fondements de cette société aussi illustre que modeste, qui a donné à l'Église des docteurs et, pendant nos troubles révolutionnaires, de courageux martyrs. Elle compte aujourd'hui en France vingt grands séminaires et ne peut satisfaire au désir des évêques qui les demandent. M. de Talleyrand, dont le témoignage ne saurait être suspecté, remontant par la pensée aux jours de sa jeunesse, disait à son lit de mort: « J'ai beaucoup aimé les sulpiciens. » Et quelques moments après, rappelant une magnifique parole de Fénelon mourant à Louis XIV, en le conjurant de lui accorder des sulpiciens pour son séminaire: « Non, je ne connais rien de plus apostolique et de plus vénérable que Saint-Sulpice. »

Un poëte moderne a dit, dans une pièce latine insérée au *Mercure de France*, d'un supérieur de cette compagnie ce qu'on pourrait dire de tous :

Voce monet, docet exemplo, pietate tuetur
Consiliisque regit....

Nous ne commenterons pas ces vers; et, pour ne pas blesser leur modestie, nous ferons d'eux le seul éloge auquel leur cœur ne puisse être insensible, en parlant de leur zèle pour la gloire de Marie dont Notre-Dame de Lorette est un des plus beaux monuments.

III

Notre-Dame de Lorette.

Nous avons vu que sur l'emplacement du château d'Issy s'élevait autrefois un temple à une divinité païenne : aujourd'hui, on rencontre dans le même lieu un autre sanctuaire, un autre autel ; et le présent ne le cède au passé ni en gloire ni en grandeur. Non plus qu'au temps d'Isis et de Marguerite, dans ce délicieux parterre, les fleurs ne se fanent point sur leurs tiges ; on en fait encore des couronnes et des bouquets, et ils sont également destinés à une femme, à une reine. Cette femme on la nomme la dame et la maîtresse de la maison. On n'entre jamais sans aller lui faire sa première visite : cent bouches répètent à l'envi son nom à tous les instants du jour : son image est partout ; on la voit sur toutes les portes ; on la rencontre dans toutes les classes ; et, même dans ses heures de délassement, le cœur de l'habitant de ces lieux n'en est point séparé, car il la retrouve parée de verdure et de fleurs. Cette femme, je n'aurais pas besoin de la nommer... tous ceux qui me liront la connaissent comme moi, et comme moi l'aiment et la vénèrent, c'est Marie.

Non, Isis, ni Marguerite, dans les plus beaux jours de leur gloire, ne se virent jamais entourées d'un pareil cortége de courtisans, jamais leurs oreilles n'enfendirent un tel concert de louanges. Car, parmi ces ombres qu'on voit passer et repasser dans les longues et belles allées du vieux château, il se rencontre beaucoup d'âmes ardentes et généreuses, de cœurs brûlants d'amour pour cette Vierge mère, pour cette reine prêtresse, *regina sacerdos, regina cleri,* comme l'appelle toute l'Église.

Aussi, avec quelle ingénieuse piété on a multiplié ses images et ses autels. Dans la cour, à la porte même, elle est là, tour à tour mère heureuse et désolée, souriant à celui qui arrive, disant tristement adieu à celui qui s'en va... Celui qui passe pour la première fois ce seuil entr'ouvert par l'illusion, l'espérance et la joie, comprend cet accueil maternel ; tout lui sourit, il entre dans un monde qu'il connaît. Mais hélas ! celui qui sort ne comprend jamais la profonde tristesse de ce dernier adieu; il entre dans un monde qu'il ne connaît pas; et c'est souvent bien peu de temps après, que le souvenir de cette douloureuse séparation rappelée accidentellement à son esprit vient attendrir son cœur et montrer à son âme désabusée que le seuil en était gardé par le regret, la déception, quelquefois même par le malheur.

En entrant dans le parterre, on laisse à gauche la grande chapelle dédiée à la reine du Clergé, le gracieux sanctuaire de Notre-Dame de Toutes Grâces, où la piété a inscrit les invocations: *Maria gratiarum pelagus, inventrix gratiæ, dispensatrix gratiarum, mediatrix ad mediatorem, fons totius consolationis.*

A droite, une petite statuette, Notre-Dame des Pauvres, *Maria, mater pauperum.*

Dans le parc, à l'extrémité d'une grande allée de charmille, s'élève la sainte Maison de Lorette, *sancta Domus Lauretana.* On sait que lorsque les chrétiens eurent perdu la Palestine, la petite Maison de la sainte Vierge à Nazareth, où s'était opéré le mystère de l'incarnation, fut transportée par les anges en Dalmatie, sur un petit mont appelé Tersato, puis, trois ans après, à travers la mer Adriatique au territoire de Recanati; enfin, une troisième fois, dans un endroit peu éloigné où elle est restée et où a été bâtie depuis la ville appelée Lorette.

Rien n'est plus certain, mieux attesté que cette miraculeuse translation. Un historien moderne, après avoir cité les constitutions des souverains pontifes, le témoignage des écrivains les plus recommandables, tous les grands personnages que la piété et la confiance en Notre-Dame de Lorette conduisirent en Italie, termine ainsi :

« Mais rien, ce semble, ne doit faire plus d'impression sur l'esprit du clergé français que l'exemple d'un homme qui, par les successeurs de sa science et de sa piété, en est devenu aujourd'hui comme le père. M. Olier, jeune encore, était entraîné par la légèreté de son âge et par les idées de la vaine gloire et de la grandeur, quand il forma le dessein d'aller à Rome, moins pour y travailler à sa sanctification, que pour satisfaire son amour-propre en apprenant la langue hébraïque. Mais Dieu qui l'amenait, sans qu'il s'en doutât, à la grâce de la conversion, lui envoya un affaiblissement de vue qui le rendit incapable de toute étude, et lui fit craindre de tomber dans un aveuglement absolu. Les ressources de l'art furent inutiles, et le jeune Olier se vit comme contraint de chercher dans le ciel un soulagement qu'il ne trouvait pas sur la terre. Il s'adressa à la mère de Dieu et fit vœu d'aller en pèlerinage à Notre-Dame de Lorette. Voici comment ce voyage est raconté par le pieux et savant auteur de la nouvelle vie de cet illustre personnage :

« Ce fut vers la fin du mois de mai 1630 qu'il se mit en chemin, au fort des chaleurs du pays. Il se couvrit d'un habit d'hiver, par esprit de pénitence, et commença son pèlerinage à pied. Un voyage de cinquante lieues pour un homme de sa condition, et déjà affaibli par les remèdes, était plus qu'il n'en fallait pour l'épuiser dès les premières journées ; néanmoins ses entretiens avec Dieu et Marie le soutenaient et le soulageaient jusqu'à lui faire oublier les fatigues du corps. Tantôt il récitait le chapelet, tantôt il se délassait en composant, à la louange de la Reine du ciel, de touchants et pieux cantiques. Mais lorsqu'il ne lui restait plus qu'une journée de chemin à faire, il fut attaqué d'une violente fièvre, occasionnée par la fatigue, et qui le contraignit de s'arrêter, comme si Dieu eût voulu d'abord le réduire à cet état pour lui faire éprouver plus sensiblement le pouvoir de sa sainte Mère.

«Délivré d'un premier accès, il crut retrouver toutes ses forces dans le désir qui le pressait d'arriver au terme de son voyage; elles ne répondirent point à son ardeur; il ne put s'y rendre qu'en se traînant, pour ainsi dire, sur la route, tant il se trouva affaibli dès les premières lieues. Cependant, plus il s'approchait du saint lieu, plus il goûtait de consolations intérieures; et ces grâces sensibles, augmentant sa confiance en Marie, lui faisaient croire qu'elle agréait ce pèlerinage et les fatigues qu'il endurait pour lui plaire. Dès qu'il aperçut de loin l'église de Lorette, il éprouva tout à coup les impressions les plus tendres et tout ce que l'amour peut exciter de plus vives émotions. Je sentis alors mon cœur, dit-il, comme blessé d'un coup de flèche, ce qui me remplit tout du saint amour de Marie.

« Aussitôt qu'il fut arrivé à la ville, ceux qui l'accompagnaient s'empressèrent d'appeler un médecin; mais il leur témoigna, de son côté, une si vive impatience d'aller se prosterner aux pieds de l'image miraculeuse de la très-sainte Vierge, qu'ils n'osèrent y mettre obstacle. Il s'y transporta donc peu de moments après, et c'était là que Dieu lui avait préparé le remède qui devait opérer la guérison de son corps et l'entière conversion de son âme.

« Une femme, possédée du malin esprit, qu'il rencontra en se rendant à l'église, lui adressa des paroles qui l'étonnèrent... Quoique je n'eusse pas de soutane, dit-il, et que jamais elle ne m'eût vu,

m'appelant par le nom de ma condition, elle me dit
en italien : — Ah ! Français, si tu ne te convertis pour
vivre en homme de Dieu, attends d'étranges traite-
ments. — Dès que M. Olier eut mis le pied dans la
grande église, au milieu de laquelle s'élève la sainte
Maison, « car je n'osais pas, dit-il, entrer ce jour-là
même dans cette chapelle, n'ayant pas été à con-
fesse, » son âme se sentit comme inondée de
consolations intérieures. En entrant dans l'église,
ajoute-t-il, je fus touché vivement jusqu'à verser
des larmes en abondance. Je fus tellement attendri
par les caresses de la très-sainte Vierge, et je res-
sentis des secours si puissants, qu'il fallut me rendre
à mon sauveur qui me poursuivait depuis un si long
temps. Je me trouvai si puissamment touché, et je
sentis des mouvements si vifs que, tout baigné de
larmes, je demandai avec instance à la très-sainte
Vierge qu'elle m'obtînt la mort, quand elle prévoi-
rait que je devrais tomber dans mes péchés passés,
dans lesquels, grâce à Dieu, je ne suis point retombé
depuis. Mon Dieu ! qu'ils sont utiles aux pécheurs
les lieux dédiés à la piété de la très-sainte Vierge.
Ce fut le coup le plus puissant de ma conversion ; et
comme cette admirable princesse fait plus de bien
qu'on n'en demande, au lieu de la guérison des
yeux du corps, que je lui demandais, elle me donna
celle des yeux de l'âme, qui m'était bien plus nécessaire, sans que je la connusse toutefois. Je crois
que le corps et l'âme auraient bien à combattre à
qui reçut davantage.   1.

« M. de Bretonvilliers, digne émule et digne successeur de M. Olier, dans la supériorité générale de la compagnie des prêtres de Saint-Sulpice, après avoir visité la plus grande partie des lieux de dévotion dédiés en France au culte de la très-sainte Vierge, résolut, en 1671, de passer les Alpes pour visiter Notre-Dame de Lorette. Après avoir pris conseil, comme un enfant d'obéissance, et fait sa visite d'adieu à Notre-Dame de Paris, il se mit en route, emportant avec lui une médaille d'or, de la pesanteur de dix louis, sur laquelle était gravé le séminaire de Saint-Sulpice, afin de l'offrir à la très-sainte Vierge dans son auguste maison.

« C'est par suite de ce double pèlerinage que la dévotion à Lorette s'est communiquée comme un héritage dans la sainte et docte congrégation de Saint-Sulpice. Les prêtres, élevés à cette pieuse et savante école dans la capitale, connaissent et aiment à visiter encore, après leur sacerdoce, la chapelle bâtie dans le parc d'Issy, sur le modèle de celle de Nazareth, que l'on vénère en Italie. Ce fut M. Tronson, successeur et héritier de M. de Bretonvilliers, qui engagea un de ses confrères, M. Bourbon, à la faire élever d'après les plans qu'il en avait rapportés de Lorette où il était allé deux fois (1). » Depuis sa

(1) Nous donnerons une description de cette chapelle dans l'ouvrage dont cette brochure n'est qu'un fragment.

construction, cette chapelle a été en grande vénération au séminaire Saint-Sulpice (1). « J'espère, écrivait Fénelon à M. Leschassier, que M. Bourbon ne m'oubliera pas dans la chapelle de la sainte Vierge à Lorette. » Nous lisons aussi que Bossuet allait y prier durant les conférences d'Issy sur le quiétisme (2). Comme on l'avait dédiée à la très-sainte Vierge sous le titre de la Reine des Cœurs, les sauvages de Mont-Réal, en Canada, y envoyèrent un grand cœur, composé de petites pierres taillées en forme de cœurs de couleurs différentes, et en nombre égal à celui des nouveaux chrétiens qui se trouvaient parmi eux. On voyait encore dans cette chapelle des clefs d'or, qu'un chambellan du roi de Pologne y

(1) « En conséquence de cette dévotion, dit à ce sujet un historien ecclésiastique, Messieurs de Saint-Sulpice ne permettent à personne de dire la messe avec perruque au principal autel de cette chapelle. » L'abbé Lebœuf donne ici un témoignage du profond respect des sulpiciens pour Notre-Dame de Lorette : Dulaure, et tous ceux qui l'ont copié, l'ont cité avec une ignorante malignité comme un ridicule ; car c'était une prescription liturgique.

(2) On peut voir encore dans le parterre d'Issy, derrière la grande chapelle, un pavillon en rocaille dans lequel Bossuet, Fénelon et M. de Noailles se réunirent avec M. Tronson, supérieur de Saint-Sulpice, pour leurs conférences sur le quiétisme. Une inscription en consacre le souvenir.

avait suspendues, mais surtout un grand nombre de cœurs en argent doré, offerts par des prélats et d'autres ecclésiastiques, et qui étaient tous attachés au treillis qui sépare la chapelle de la sainte Camine (cheminée). Au moment de la révolution, quatre-vingt seize de ces cœurs furent portés à la Monnaie. « Mais depuis cette époque, la piété a compensé cette perte, et des cœurs nombreux se balancent encore suspendus devant la sainte image de la mère de Dieu (1). »

(1) Pour comprendre cet ex-voto des sauvages du Canada, il est nécessaire de savoir que c'est au zèle de M. Olier que cette partie du Nouveau-Monde doit le bienfait de la foi. Le saint fondateur de Saint-Sulpice, trouvant la France un théâtre trop étroit pour son cœur, pour son dévouement, équipa, à ses frais, un vaisseau, et envoya quelques-uns de ses compagnons dans ce pays barbare, planter, avec la croix de Jésus-Christ, le drapeau de la civilisation.

On ne peut se faire une idée de l'activité de cet homme extraordinaire. Sa vie est sans contredit une des plus belles pages de l'histoire ecclésiastique en France au xviie siècle. Ce fut lui qui fit commencer l'église de Saint-Sulpice à Paris, et inspira, par la vivacité de sa foi, le génie de Lebrun. Le prêtre parlait, exposait ses idées avec cette éloquence sublime que donne une conviction profonde, et l'artiste, enthousiasmé, peignait ses chefs-d'œuvre : *le Triomphe de Marie, Jésus enfant, le saint sacrifice de la Messe*, etc.

IV

Indépendamment du séminaire, il y a encore à
Issy quelques propriétés qui, à des titres différents,
mériteraient de fixer notre attention. La belle propriété de M. de l'Espine, dont nous avons déjà
parlé, et qui, ainsi que le séminaire, fut chantée par
plusieurs poëtes (1). Le noviciat des Picpuciens, ba-

(1) Voici quelques vers de Bouteroue :

> Ce jardin, d'une douce pente,
> Peu à peu s'en va dévallant
> Pour faciliter la descente
> De maint beau ruisseau découlant
> Qui, tantôt à même la terre,
> Fait un bruit dessus les cailloux,
> Tantôt dans un canal de pierre
> Jase d'un murmure plus doux.
>
> Rien n'est si beau que ses bocages
> Épaissis de rameaux divers,

bité jadis par la célèbre madame Tallien, devenue princesse de Chimay. L'établissement de Mgr de Bervanger, dans les dépendances de l'ancien château de Marguerite, qui servaient de logement aux grands officiers. Ce prêtre, si zélé pour l'amélioration du sort des classes pauvres, comprenant combien il serait avantageux pour la société de ramener au travail de la terre les bras que l'industrie lui

Qui rendent toujours tant d'ombrages
Que le jour ne passe à travers.
A côté, passent les allées
Couvertes de mille arbrisseaux,
Qui plissent leurs vertes feuillées
En plates-formes et berceaux.

On en voit d'autres, découvertes,
Pour voir le ciel en sa beauté,
Qu'un mur de palissades vertes
Flanque d'un et d'autre côté.
Au milieu de leur haie épaisse
Les arbres fruitiers sont rangés,
Dont la cîme en automne baisse
Et les bras de fruits trop chargés.

Mais ce qui plaît sous ces bocages,
C'est que les feuilles et rameaux
Font nager leurs vertes images
Jusqu'au fond du cristal des eaux :
On voit un jardin sous les ondes
Où les Naïades sont dedans,
Qui peignent leurs perruques blondes
A l'ombre des soleils ardents.

enlève, y a fondé une école d'horticulture pour les enfants de son pensionnat de Saint-Nicolas.

Enfin, la Congrégation des Filles de Notre-Dame, dite des Oiseaux, vient d'acheter et de sauver de la destruction une partie de l'ancienne propriété du duc de l'Infantado. Son installation à Issy est encore une bonne fortune pour cet endroit. Notre cadre est trop étroit pour que nous puissions parler ici dignement de cette œuvre : nous y reviendrons ailleurs. Ce n'est point entre parenthèses et en quelques lignes qu'on peut faire l'éloge de cette admirable institution. Fondée au commencement du XVIIe siècle par le bienheureux Pierre Fourier pour l'éducation des jeunes filles, les Dames des Oiseaux partagent leur sollicitude entre les riches qui les viennent chercher et qui regardent avec raison comme un honneur et un insigne honneur d'être élevées par elles, et les pauvres à la porte desquelles elles vont frapper. Depuis le premier choléra, quarante orphelines sont élevées dans leur maison de Paris ; et à côté du pensionnat, mais entièrement distinct, ces dames ont un externat gratuit aussi nombreux, qui est la providence de ce quartier. C'est là sans doute ce qui explique la popularité dont elles jouissent à Paris et qui les a suivies à Issy, dans cette maison de campagne, dont quelques respectables débris, des boiseries et des peintures très-précieuses attestent seules l'antique élégance. Déjà, d'intelligentes réparations ont été commencées, et tout fait espérer

que dans peu, ce charmant séjour, que le général
Mortier habita, où la duchesse d'Angoulême était
venue jouer dans son enfance, et qu'elle voulut re-
voir sous la Restauration, n'aura plus rien à en-
vier à son passé.

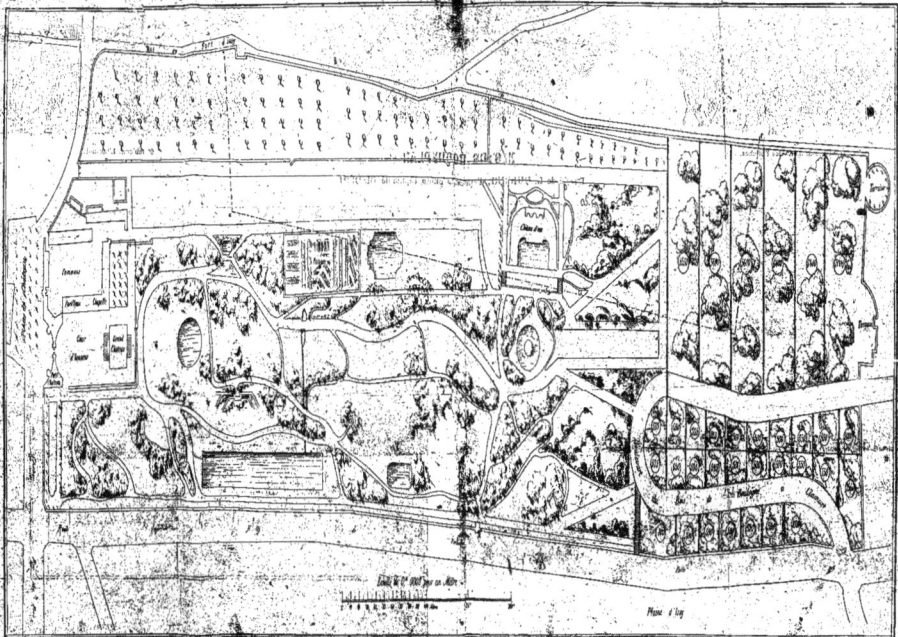

Château et Parc d'Incy — Propriété du Comptoir central de crédit E. Naud et Cie.

PLAN GÉNÉRAL DES TERRAINS DIVISÉS PAR LOTS.

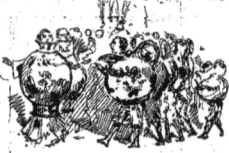
14e tableau. Ballet des Polichies.

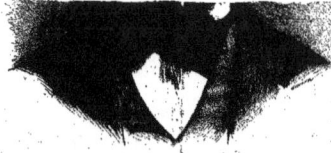

NESTOR ROQUEPLAN

Dessin de L. DULONG, d'après une photographie de DISDÉRI

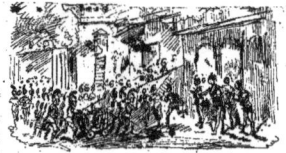
9e tableau. L'incendie.

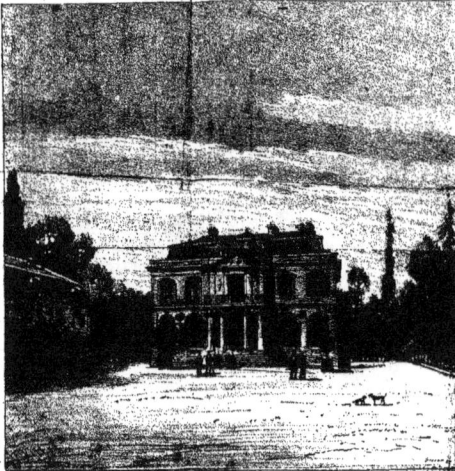
LE CHATEAU D'ISSY, vue de la cour d'honneur.

Dessins de EUGÈNE VILLOT.

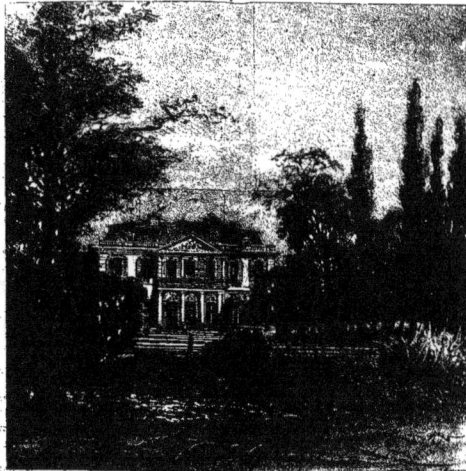
LE CHATEAU D'ISSY, vue du parc.

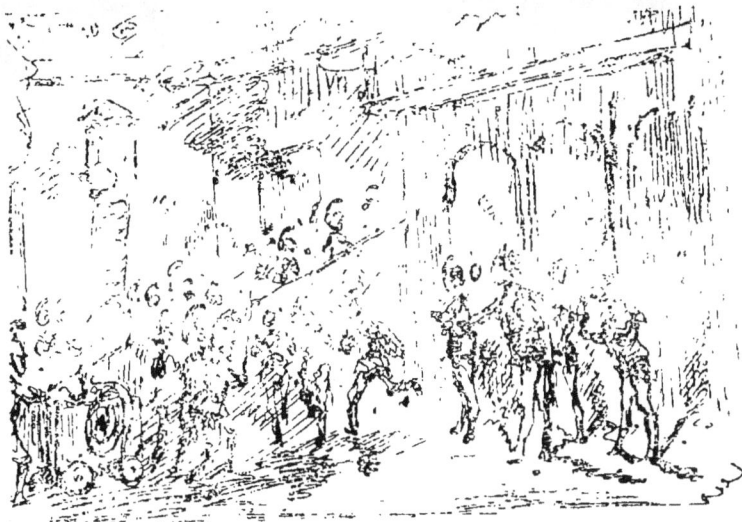

9ᵉ Tableau. L... en lie.

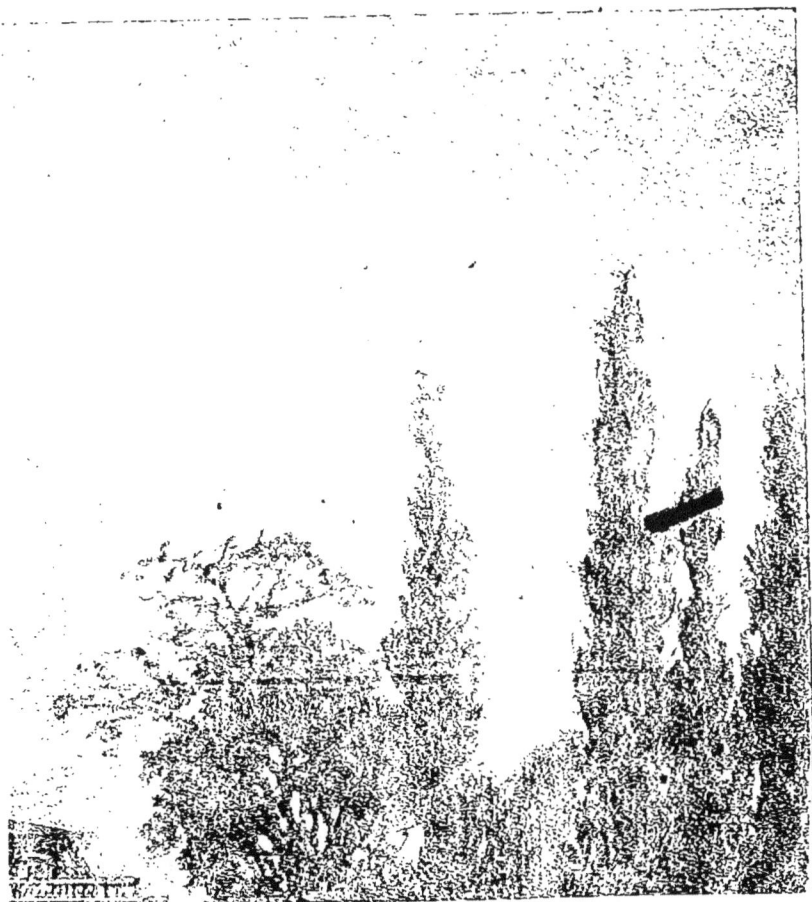